DÉPOT LEGAL
Rhône
393
1902

AF712321

HERNIES ABDOMINALES

ET

GROSSESSE

BIBLIOTHÈQUE NATIONALE
R.F.
IMPRIMÉS

PAR

Le Dr Charles STEVENEL

LYON
A. REY & Cie, IMPRIMEURS-ÉDITEURS DE L'UNIVERSITÉ
4, RUE GENTIL, 4

1902

T

HERNIES ABDOMINALES

ET

GROSSESSE

BIBLIOTHÈQUE NATIONALE R.F. IMPRIMÉS

13
8

HERNIES ABDOMINALES

ET

GROSSESSE

BIBLIOTHÈQUE NATIONALE
R.F.
IMPRIMÉS

PAR

Le Dr Charles STEVENEL

LYON

A. REY & Cie, IMPRIMEURS-ÉDITEURS DE L'UNIVERSITÉ

4, RUE GENTIL, 4

1902

A MON PÈRE ET A MA MÈRE

BIBLIOTHÈQUE NATIONALE
R.F.
IMPRIMÉS

A MON ONCLE

A MES FRÈRE ET SŒURS

MEIS ET AMICIS

BIBLIOTHÈQUE NATIONALE R.F. IMPRIMÉS

INTRODUCTION

La grossesse compliquée de hernie est un cas qui semble avoir peu intéressé les auteurs. On trouve bien quelques mots dans les traités classiques, mais les auteurs se sont contentés de signaler la possibilité de la coïncidence sans approfondir la question. Il est certain que bien des fois cette coïncidence n'a eu aucun inconvénient, la grossesse évoluant normalement et, d'autre part la hernie ne subissant aucune modification fâcheuse. Mais il est certain que ces deux états ne sont pas sans avoir une influence l'un sur l'autre. Dans la littérature nous avons relevé quelques cas où la situation est devenue très grave. En général, ces cas ont été relatés comme de simples observations, sans que les auteurs aient tiré de là aucune conclusion. C'est là ce que nous nous sommes efforcés de faire dans ce travail. Nous avons laissé de côté les hernies du vagin et des grandes lèvres pour nous occuper seulement des hernies abdominales qui ont un tout autre caractère, c'est-à-dire qu'elles ne font qu'agrandir un orifice existant déjà à l'état normal. Nous n'avons insisté sur l'étiologie des hernies que dans ses rapports avec la grossesse ; quant au diagnostic, nous l'avons laissé complètement de côté.

Pour le traitement, nous ne nous sommes pas approfondis sur les différents modes opératoires décrits tout au long dans les traités classiques.

Nous n'avons pas la prétention d'avoir fait un travail complet sur cette question. Deux raisons nous en ont empêché. D'abord le peu de temps dont nous disposions, ensuite l'insuffisance des renseignements bibliographiques que nous avons pu trouver à la bibliothèque de la Faculté, au point de vue surtout de la littérature étrangère.

Il nous faut ici remercier M. le professeur Fochier de nous avoir fait l'honneur d'accepter la présidence de notre thèse. De plus, ses conseils nous ont été d'un précieux secours dans l'exécution de notre travail. Nous l'en remercions du fond du cœur et le prions de croire à notre entier dévouement.

M. le professeur agrégé Fabre a droit aussi à nos remerciements. Ses conseils nous ont surtout aidé à nous orienter dans le dédale de la littérature.

Je ne dois pas oublier ici mes anciens maîtres de la Faculté de médecine de Nancy : M. le regretté professeur Heydenreich qui guida nos premiers pas dans la clinique chirurgicale : M. le professeur Rohmer, dont nous avons toujours suivi avec intérêt les leçons d'ophtalmologie ; M. le professeur Bernheim ; enfin MM. les professeurs Nicolas, Prenant et Jacques qui ont su nous faire aimer la base de l'enseignement médical, l'anatomie et l'histologie.

HERNIES ABDOMINALES

ET

GROSSESSE

CHAPITRE PREMIER

MODIFICATIONS DES PAROIS ABDOMINALES PENDANT LA GROSSESSE

Pendant les trois premiers mois, l'utérus reste dans l'excavation. Mais bientôt, par suite de son développement, il ne trouve plus assez de place dans le petit bassin et il remonte au-dessus du détroit supérieur. Il arrive ainsi à atteindre la région épigastrique. Au sixième mois, son fond est déjà au-dessus de l'ombilic. Mais en se développant en hauteur, il rencontre la colonne vertébrale qui forme un plan résistant qui l'empêche de s'étendre en arrière. Soutenu par la colonne vertébrale, maintenu par les ligaments ronds, il aborde la paroi abdominale antérieure sans quitter l'axe du détroit supérieur et la distend.

L'utérus n'est pas seul dans la cavité ; dans son mouvement d'ascension, il rencontre d'autres organes, les intestins qu'il refoule en haut en arrière et latéralement ; ceux-ci à leur tour refoulent l'estomac, le foie, le côlon transverse.

L'augmentation de volume de l'utérus dans la cavité abdominale ne peut se faire sans agir en même temps sur les parois. Cette paroi abdominale sous l'influence de la pression exercée par l'utérus, se modifie.

Glénard a publié à ce sujet une étude assez complète que nous résumerons ici.

Grâce à la laxité du tissu cellulaire sous-jacent, la peau subit uniformément les effets de la dilatation et la preuve en est dans le rayonnement des vergetures jusque dans les parties lombaires,

Quant à la couche musculo-aponévrotique, son mode de distension n'est pas si simple, les aponévroses ont la même structure que dans les autres régions ; elles sont par conséquent inextensibles. De même, les muscles ne peuvent dépasser un certain degré de distension sans que leur élasticité et leur contractilité soient compromises.

Il fallait donc trouver une combinaison qui permit cependant à l'utérus gravide de s'accroître. C'est là qu'apparait le rôle de la ligne blanche.

Cette ligne, dépourvue à l'état normal de fibres élastiques et constituée par un feutrage connectif, un tissu albuginé peu résistant, doit sa solidité ou plutôt son étroitesse aux deux muscles qui la limitent, les grands droits, dont la contraction pendant l'effort, c'est-à-dire au moment où la ligne blanche est la plus menacée, tend précisément à la resserrer par le rapprochement de leurs bords contigus sur la ligne médiane.

Que voit-on au contraire et constamment dans les cas de grossesse à terme ?

Les grands droits sont déjetés sur les côtés et décrivent suivant leurs bords internes, un vaste losange dont l'aire est formée par le tissu considérablement dilaté de la ligne blanche. Au niveau de l'ombilic les droits sont écartés de 8, 10, 12 centimètres, mais la largeur du muscle est la même qu'à l'état normal et l'intervalle entre le bord interne des droits et les apophyses épineuses lombaires est sensiblement le même que sur les sujets dont l'abdomen n'a pas été dilaté.

Ainsi donc l'expansivité de la couche musculo-aponévrotique porte exclusivement sur la ligne blanche.

La paroi abdominale retient l'utérus à la manière d'une fronde ou mieux d'une écharpe, et non d'une sangle. Les deux rubans de soutien (grands droits) ne peuvent pas glisser en avant du globe utérin parce qu'ils sont solidement retenus en arrière par les muscles latéraux qui les relient à la colonne vertébrale ; ils ne peuvent pas glisser en arrière parce qu'ils sont retenus sur l'hémisphère antéro-supérieur grâce à leur réunion à 7 ou 8 centimètres au-dessus des pubis.

Si la réunion des muscles droits à cet endroit cède, le globe utérin passe en avant et c'est ainsi que l'on assiste aux ventres pendulum, en besace.

Mais pour nous ce qu'il est intéressant d'étudier, ce sont les modifications que subissent les parois dans les lieux habituels des hernies, c'est-à-dire les régions ombilicales, inguinales et crurales.

Dès les premiers mois, la dépression ombilicale paraît enfoncée : cela est dû au tiraillement exercé par l'intermédiaire de l'ouraque par la vessie qui est entraînée par l'utérus s'abaissant dans l'excavation. Quand l'utérus arrive au-dessus du détroit supérieur, l'ombilic reprend son état normal. Puis l'utérus s'accroissant et atteignant l'ombilic, fait disparaître les plis normaux en cet endroit, si bien que vers le septième mois la concavité de l'ombilic disparaît complètement. Dans certains cas même, au lieu d'une dépression, on voit apparaître une saillie ombilicale.

L'ombilic étant situé sur la ligne blanche qui se distend subira aussi les effets de cette distension. L'anneau ombilical est quelquefois très dilaté de façon à recevoir l'extrémité du doigt ; pendant les efforts de la femme, on voit assez souvent des portions épiploïques s'y engager et faire hernie à l'extérieur.

Ces effets de la grossesse sur l'ombilic ne disparaissent pas complètement avec elle. Les tissus ne se rétractent pas parfaitement. De plus, les grossesses répétées surajoutent leur action ; par conséquent, chez les grandes multipares, la paroi abdominale, sera très relâchée ainsi que la cicatrice ombilicale, et l'anneau sera très dilaté. M. Jaboulay dit en effet que les grossesses répétées arrivent à affaiblir les parois abdominales, à élargir les espaces intermusculaires et interaponévrotiques.

Cependant il peut se faire que la paroi abdominale soit très relâchée sans que, pour cela, l'ombilic soit dilaté et forme un canal par où puisse s'engager une hernie. C'est même ce qui se produit le plus souvent. M. Fochier nous à dit avoir vu bien des fois des écartements énormes de la ligne blanche, allant jusqu'à 20 et 25 centimètres sans trouver l'ombilic dilaté.

Dans les régions inguinales et crurales, les tissus subissent aussi un certain degré de distension accusé à l'extérieur par les vergetures que l'on aperçoit jusque sur la peau des cuisses. Il en résulte une dilatation des orifices normaux par où passent les vaisseaux. De plus, à l'état normal, ces orifices sont oblitérés par un tissu graisseux qui est absorbé en grande partie pendant la gestation.

C'est là du moins ce que nous lisons dans presque tous les auteurs. Il nous semble que cela serait à vérifier. Est-il vrai que pendant la grossesse il y ait absorption du tissu graisseux? Nous regrettons beaucoup de n'avoir pu, dans le court laps de temps dont nous disposions pour ce travail, constater statistiquement l'amaigrissement chez les femmes enceintes.

Il n'est pas inutile de signaler ici les modifications survenues dans les attaches mésentériques et dans les moyens de fixité de l'intestin sous l'influence de l'accroissement de volume du ventre.

Toutes ces modifications, tant à la région ombilicale qu'à la région inguino-crurale, ne seront pas sans influence sur les déplacements des viscères voisins. Ainsi s'expliquent les formations et les modifications de certaines hernies.

CHAPITRE II

HERNIES OMBILICALES

« L'ouverture ombilicale est si mal défendue que, si elle n'était pas située dans un lieu où ne s'exerce presque aucun effort, de toutes les hernies l'exomphale serait la plus fréquente. » Cette phrase de Cooper nous donne déjà une idée de l'action que peut avoir la grossesse sur l'apparition des hernies ombilicales. Nous avons vu tout à l'heure que, par suite du développement de l'utérus, les viscères se trouvaient comprimés et refoulés vers la partie supérieure de l'abdomen. L'intestin cherche à se loger où il peut ; il rencontre là une cicatrice mal défendue, relâchée comme la paroi abdominale toute entière. Si la force de compression est suffisante, cette cicatrice se laissera forcer et ainsi se trouvera réalisée une hernie ombilicale.

L'accouchement lui-même a aussi une influence sur l'apparition des hernies. Berger dit : « Les accouchements très laborieux prédisposent davantage aux hernies et dans nos observations celles-ci se sont très souvent montrées aussitôt après un travail pénible et très prolongé.

Il existe encore une autre cause de hernie ombilicale que Tillaux décrit ainsi dans son *Traité d'anato-*

mie topographique : « Chez certains individus dont la paroi abdominale est chargée de tissu adipeux, la graisse s'engage peu à peu dans l'anneau, l'entr'ouvre, l'agrandit, distend la peau, et dispose singulièrement à l'entérocèle. La hernie peut rester graisseuse pendant longtemps, toujours même, mais l'intestin peut à un moment donné, s'y engager, et nul doute que ce soit là le mode ordinaire de production des hernies ombilicales de l'adulte. »

Par conséquent, si ces deux circonstances sont réunies, l'action n'en sera que plus forte : ce sera, chez des femmes douées d'un certain embonpoint, que nous verrons le plus souvent la grossesse se compliquer de hernie ombilicale.

Il est à remarquer aussi que, dans les statistiques de hernies ombilicales, c'est chez la femme qu'elle est de beaucoup la plus fréquente. Perrichot cite plusieurs de ces statistiques : l'une de l'hôpital de Vienne où, sur 11 hernies ombilicales, y en avait 10 chez des femmes ; une de la Société des bandagistes de Londres : sur 344 exomphales, 315 femmes ; une de Cloquet sur 24 cas, 21 femmes.

Les causes de cette fréquence plus grande chez la femme sont certainement en rapport d'une part avec l'action de la grossesse, d'autre part, avec ce fait, que la femme, étant beaucoup plus sédentaire que l'homme est, par le fait, prédisposée à l'embonpoint.

Etudions maintenant comment la hernie se comporte pendant la grossesse. Souvent une hernie ombilicale existait déjà, mais n'était pas soupçonnée avant la grossesse ; soit que cette hernie fût ignorée par suite du peu de gêne qu'elle apportait dans les habitudes de la femme, soit que ses symptômes fussent confondus avec ceux d'une autre affection ; souvent aussi la hernie n'existait pas avant la grossesse ; elle n'était pour ainsi dire qu'amorcée : en effet, un peloton graisseux avait déjà attiré le péritoine, mais aucun organe, ni épiploon, ni intestin, ne s'était encore engagé dans le sac. Sous l'influence de la grossesse qui modifie de fond en comble les conditions de la paroi, ces hernies latentes apparaissent. En effet, l'anneau étant relâché par le fait de la distension, permet à l'épiploon, remarquable par sa laxité, et comprimé de toutes parts par les viscères, de s'engager dans cette ouverture tendue au-devant de lui, d'autant plus que la direction de cette ouverture est la même que celle suivant laquelle s'exerce la pression des viscères. C'est par conséquent au moment où l'utérus s'élève au-dessus du détroit supérieur qu'on voit apparaître les hernies ombilicales, c'est-à-dire vers le quatrième ou le cinquième mois.

Un fait intéressant à remarquer, c'est que dans ces hernies, le péritoine déjà très mince à cet endroit, s'amincit encore sous l'influence de la distension et de la pression exercée par la hernie elle-même. Il prend ainsi une extrême ténuité, ce qui explique que bien des auteurs aient nié la présence d'un sac dans les hernies ombilicales.

Ces hernies peuvent aussi apparaître pendant ou après l'accouchement. Berger cite :

18 hernies apparues pendant la grossesse ;

92 — — après l'accouchement.

Il ajoute : « C'est donc à la suite de l'accouchement,

plutôt que pendant la grossesse même que les femmes notent l'apparition des hernies nouvelles ainsi que l'accroissement des hernies préexistantes ; mais cette apparition a été préparée par les modifications produites dans l'état de l'abdomen par la gestation : distension, affaiblissement de la paroi abdominale, dilatation des anneaux fibreux et des orifices herniaires, relâchement du tissu cellulaire sous-péritonéal. »

Quels sont maintenant les accidents qui peuvent se produire pendant la grossesse ?

D'abord ces hernies ombilicales sont d'une grande incommodité pour la malade ; aux troubles digestifs de la grossesse viennent s'ajouter les troubles dus à la hernie. Constipation et vomissements sont les accidents immédiats de cet état de choses. Les hernies ombilicales, dit Lucas Championnière, mènent à une une déchéance organique rapide : diabète, albuminurie, sénilité précoce. Tous ces inconvénients ne font que s'accentuer avec la grossesse.

Mais là n'est pas le danger immédiat ; ce qu'il y a à craindre, c'est l'étranglement. Budin dit que les hernies ombilicales ne s'étranglent pas pendant la grossesse. C'est là une affirmation trop absolue, car dans la littérature nous avons pu relever quelques cas d'étranglement pendant la grossesse.

OBSERVATION I

(Arnison, *Bulletin général de thérapeutique*, 1870.)

Une jeune femme de trente-huit ans entre le 16 septembre à l'infirmerie de Newcastle-on-Tyne pour une hernie ombili-

BIBLIOTHÈQUE NATIONALE RF IMPRIMÉS

cale étranglée. Les symptômes remontaient au matin du 14. Divers moyens mis en œuvre avant l'entrée, entre autres le taxis, avaient échoué. La hernie datait du premier accouchement, seize ans auparavant, et depuis, à chaque parturition nouvelle, elle avait pris un développement plus considérable. Elle n'avait jamais été réductible et formait une tumeur volumineuse, irrégulière, lobulée, offrant à son sommet la cicatrice ombilicale élargie; cette tumeur tendue, résistante au toucher était aussi sensible à la pression. A l'hôpital, pas de caractères d'urgence prononcés des symptômes. Le chirurgien interne, en l'absence du chef de service, essaya vainement la réduction. Vers minuit, hoquet, envies de vomir, menaces de syncope, indiquant la nécessité d'une opération immédiate. M. Arnison appelé échoue dans une nouvelle tentative de taxis ainsi qu'en introduisant dans le rectum un long tube et en injectant une grande quantité d'eau tiède. Opération décidée; essais de réduction sous le chloroforme.

Incision pratiquée au coté droit de la tumeur. Ouverture du sac; on rencontre l'épiploon sain et au-dessous une anse d'intestin congestionnée, de couleur sombre, mais lisse et brillante. Débridement de l'anneau latéralement, tentative vaine de réduction; deuxième incision de l'ouverture aponévrotique ne réussit pas mieux; une troisième eut enfin un résultat. Réduction de l'intestin, résection de l'épiploon. Suture.

L'état nauséeux persiste quelques jours.

La malade quitte l'hôpital le 10 octobre guérie, sans complications.

OBSERVATION II

(W. Lauge, *in* thèse Perrichot, Strasbourg, 1869.)

Hernie ombilicale étranglée au huitième mois de la grossesse. Réduction tentée vainement par plusieurs médecins, malheureusement avec trop de persistance.

Je réussis à sauver l'enfant par un accouchement prématuré. Mais la mère succombe parce que l'intestin avait été frappé de gangrène.

OBSERVATION III

(Scanzoni in Perrichot.)

Hernie ombilicale étranglée chez une primipare au huitième mois de la grossesse.

La hernie constituant une tumeur du volume d'un œuf de poule, de mauvais aspect, à résonnance tympanitique, non réductible. Elle s'était développée spontanément huit jours avant l'entrée de la malade à la Maternité. Les manifestations d'étranglement augmentant de jour en jour, la prostration des forces, l'impossibilité de réduire l'accouchement prématuré fut provoqué et eut lieu dix-huit heures après l'admission de la malade. Mort douze heures après, par suite de gangrène du contenu de la hernie.

On comprend facilement le mécanisme de cet étranglement des hernies pendant la grossesse. Ils surviennent en général subitement. L'intestin s'engage dans le sac et diminue la capacité de l'abdomen dont la paroi se rétracte.

Les fibres apronévrotiques forment un anneau serré autour de l'entrée du sac. Le cours des matières se trouve ralenti et alors apparaissent tous les symptômes de l'étranglement.

Mais ce n'est pas seulement pendant la grossesse que l'on peut voir survenir des accidents d'étranglement. Pendant le travail de l'accouchement on peut même voir une hernie apparaître. En effet, Jobert de Lamballe cite le fait suivant.

OBSERVATION IV

(Jobert de Lamballe, *Chirurgie des intestins.)*

Hernie ombilicale chez une femme de bains de l'hôpital Saint-Louis. Pendant tout le temps de la grossesse, le ventre fut très volumineux et au moment de l'accouchement, pendant une contraction violente des muscles abdominaux, elle ressentit un craquement autour de l'ombilic et immédiatement après, à chaque effort qu'elle faisait, l'ombilic était très saillant et la hernie fut alors très évidente.

Pendant l'accouchement on peut voir une hernie ombilicale s'étrangler. Nous en avons relevé deux cas cités par Fischer.

OBSERVATION V

(Fischer. *Deutsche med. Wochenschrift* 1898, n° 9, Trad.)

Chez une femme de trente-deux ans, enceinte pour la quatrième fois, dans les derniers moments de l'accouchement une hernie ombilicale qui n'avait jamais été maintenue par un bandage, sortit violemment tout à coup et tous les essais de réduction furent inutiles. Elle avait la grosseur d'une pomme. La malade, qui souffrait de violentes douleurs et de vomissements fut transportée à l'hôpital de Breslau trois jours après l'accouchement. Je l'opérai aussitôt. Je trouvai alors une torsion de l'intestin sur son axe longitudinal dans le collet herniaire, si bien que les deux anses étaient complètement oblitérées dans l'étranglement. Il nous fallut ouvrir largement l'anneau ombilical et dérouler complètement l'intestin. Comme les intestins étaient accolés l'un à l'autre, j'eus beaucoup de peine, mais je réussis cependant sans léser l'intestin. La malade sortit guérie.

OBSERVATION VI

(Fischer. *ibidem.* — Traduction).

Dans un cas semblable chez une primipare de quarante ans, nous avons trouvé les anses de l'intestin grêle d'une grosse hernie ombilicale irréductible, nouées entre elles et adhérentes au sac et sous cet intestin une petite partie du cæcum vivement colorée en rouge et étranglée. Après l'incision du collet la réduction du cæcum fut facile. Mais nous dûmes laisser les anses grêles gonflées dans le sac herniaire, parcè qu'il nous semblait impossible de rompre ces adhérences solides. Peu après l'opération la malade succomba dans le collapsus.

Pendant le travail, en effet, la compression des viscères est encore bien plus forte que pendant la grossesse. Les muscles abdominaux se contractent fortement aidant ainsi les contractions utérines à expulser le fœtus. Si la paroi dont la résistance a été amoindrie par la distension, cède en un point, l'intestin se précipitera violemment par cette ouverture, entraînant au-devant de lui le péritoine.

C'est en effet subitement que la hernie est apparue dans l'observation IV et c'est subitement aussi qu'elle a grossi et s'est étranglée dans les observations V et VI.

Quoi qu'il en soit les hernies ombilicales sont relativement rares. Comment se fait il que malgré toutes ces causes qui semblent concourir à la formation de ces hernies, elles ne soient pas plus fréquentes? Combien voyons-nous de femmes douées d'un très gros embonpoint accoucher plusieurs fois sans aucun accident?

Nous lisons dans Perrichot une cause invoquée par Adelou et qui nous semble assez originale. C'est l'usage du corset, le busc, en effet, large de 3 à 4 centimètres et situé sur la ligne médiane comprimerait et soutiendrait l'ombilic. Cet effet du corset semble plutôt douteux. Combien de femmes, dès les premiers temps de leur grossesse ou tout au moins aussitôt que l'augmentation de volume de l'abdomen les incommode, abandonnent complètement le corset? Et cependant, chez celles-là on ne voit pas apparaître plus que chez les autres les exomphales.

Il semble plutôt que, en général la paroi abdominale et la cicatrice ombilicale sont assez résistances pour ne pas se laisser forcer par la pression exercée par l'utérus. Dans certains cas seulement, il y aurait une faiblesse congénitale de cette cicatrice qui expliquerait alors la rareté du phénomène.

Remarquons de plus que l'amaigrissement, que bien des auteurs prétendent exister chez les femmes enceintes, supprimerait la cause prédisposante principale de la hernie, d'après la théorie de Tillaux. Les pelotons graisseux disparaissant, le péritoine reprendrait sa place normale et l'amorce de la hernie n'existerait plus.

CHAPITRE III

HERNIES INGUINALES ET CRURALES

Malgaigne dans ses leçons sur les hernies dit « A partir de vingt ans se montrent, surtout chez les femmes, les exomphales et les hernies crurales si rares avant cet âge que, pour ma part, je n'en ai encore vu qu'un exemple; c'est qu'alors la femme est mariée. Les phénomènes de puberté, de menstruation, de grossesse surtout, agissant particulièrement sur les dispositions matérielles du bassin et de ses parties molles préparent tout aussi bien la dilatation des ouvertures crurales et celle des ouvertures inguinales. Le résultat des chiffres donne un accroissement de hernies d'un quart chez les hommes; il est du double chez les femmes. Cette progression numérique marche ainsi jusqu'à quarante ans. »

La hernie crurale est beaucoup plus fréquente chez la femme que chez l'homme. Perrichot donne deux statistiques : l'une de l'hôpital de Vienne où on a,

Sur 142 hernies crurales.	Hommes	4
	Femmes	138

Une autre de la Société des bandagistes de Londres :

Sur 595 hernies crurales.	Hommes	85
	Femmes	510

Quant aux hernies inguinales, il est inutile d'insister sur leur plus grande fréquence chez l'homme que chez la femme.

La plus grande fréquence de la hernie crurale chez la femme et le moins grand nombre de hernies inguinales s'expliquent par les considérations anatomiques de ces régions.

La production plus facile des hernies crurales a été attribuée à plusieurs raisons :

Par les uns à la largeur plus grande du bassin chez la femme.

Par d'autres à la moindre étendue du ligament de Gimbernat.

Demeaux donne la raison suivante : « L'anneau crural a des dimensions plus considérables d'une manière absolue chez la femme ; les vaisseaux cruraux chez l'homme ont un plus gros calibre pour un anneau plus petit, le contraire existe dans l'autre sexe. Cette circonstance suffirait à elle seule pour nous expliquer le fait dont nous parlons, mais quand il existe chez la femme des conditions particulières, telle que la grossesse par exemple, elle a une influence bien plus marquée. Il semble que plusieurs conditions fâcheuses soient réunies pour concourir au même but. »

Le canal inguinal est au contraire bien moins large chez la femme que chez l'homme. La raison qui favorise cette hernie chez la femme est la persistance du canal de Nück. M. Jaboulay dit cependant qu'il faut signaler comme causes de hernies inguinales tardives, la grossesse et l'accouchement.

Mais enfin il existe un fait à remarquer, c'est que le

plus grand nombre de femmes atteintes de cette maladie ont été mères.

Voyons donc quels sont les effets de la grossesse sur l'apparition de ces hernies? Nous avons vu que les tissus abdominaux se relâchaient pendant la gestation. Tous les muscles et aponévroses sont distendus, mais cette distension a une limite. Par conséquent à un certain moment, cette distension aura pour effet d'agrandir les ouvertures normales, c'est-à-dire le canal crural. De plus s'il est vrai que, pendant la grossesse, le tissu musculaire s'amaigrit et si les pelotons adipeux peuvent être absorbés, ces ouvertures seront non pas agrandies par ce fait, mais désobstruées. Il en résulte une grande facilité pour la sortie des viscères. De plus, ces effets de la grossesse ne disparaissent pas complètement avec elle et chaque grossesse nouvelle surajoute son action. Donc, la multiparité sera une grande cause de formation de ces hernies.

Mais la grossesse a un autre effet sur les hernies crurales et inguinales déjà existantes. Elles disparaissent presque toujours pendant la grossesse. Budin dit en effet : « Nous voyons de temps en temps des femmes qui, atteintes de hernies crurales et portant un bandage, viennent nous demander avis, car elles sont devenues enceintes et craignent des complications; on enlève le bandage et on ne trouve plus rien. Les hernies crurales et inguinales disparaissent, en effet, pendant la gestation. »

C'est là l'opinion de tous les auteurs. La hernie inguinale ou crurale disparaît pendant la grossesse, en général vers le quatrième ou cinquième mois, au moment où l'utérus s'élève au-dessus du détroit supérieur et refoule les intestins à la partie supérieure de l'abdomen.

Mais, pour que cela se produise, il faut que l'intestin soit libre, qu'elles soient récentes ou tout au moins qu'il n'y ait aucune cause d'irréductibilité. On cite, en effet, des cas où la hernie a duré pendant tout le cours de la grossesse.

OBSERVATION VII

(Perrichot, thèse de Strasbourg, 1869.)

Mlle D..., maîtresse sage-femme à la Maternité de Strasbourg, dit avoir vu chez une femme enceinte de sept mois, subsister une hernie crurale qu'elle portait depuis longtemps ; sous les efforts de toux ou de tout autre cause amenant la contraction des muscles abdominaux, la tumeur grossissait. Pendant l'accouchement, on fut continuellement obligé de contenir la hernie.

Il en est de même dans les observations citées plus loin : de Blandin, Desgranges, John Paul, de Thomas.

Dans certains cas, la grossesse peut même occasionner la sortie de l'intestin. Berger donne un tableau où on constate :

14 hernies inguinales simples apparues pendant la grossesse ;

11 hernies inguinales doubles apparues pendant la grossesse ;

6 hernies crurales simples apparues pendant la grossesse ;

3 hernies crurales doubles apparues pendant la grossesse.

Chez des femmes qui, jusque-là étaient indemnes de cette affection, on a vu des hernies se produire pendant la gestation : c'est le cas des observations de Fischer, de Kuhn, de Perrichot.

OBSERVATION VIII

(Perrichot, *ibidem.*)

S..., Marie, âgée de vingt ans, entre à la Clinique le 20 novembre 1868, enceinte pour la première fois et à terme ; menstruée pour la dernière fois le 10 février, vomissements pendant quinze jours au début de la grossesse. A trois mois et demi, en soulevant un sac de pommes de terre, elle sentit une douleur dans la région inguinale gauche et vit une tumeur s'y former. M. le professeur Stolz qu'elle consulta reconnut une hernie inguinale gauche assez volumineuse et lui prescrivit un bandage.

La jeune femme le porta jusqu'au septième mois, jamais la hernie ne reparut. Il lui est arrivé plusieurs fois de quitter son bandage pendant un ou plusieurs jours en vaquant à son travail et même pendant les efforts de la défécation; la hernie n'est plus sortie,

10 décembre. — La femme entra en travail et pendant tout l'accouchement que nous avons suivi, rien n'a reparu à l'orifice inguinal. Dans les jours qu'elle a passés ensuite la Maternité, nous n'avons vu naître aucun déplacement herniaire.

Dans ces cas on peut expliquer le phénomène de la

façon suivante : pendant un effort, c'est la partie supérieure de l'abdomen qui se contracte, la partie inférieure étant relâchée. L'épiploon passe au-devant de l'utérus et vient sortir par l'orifice crural dilaté.

La hernie, du fait de la grossesse, peut aussi disparaître complètement, c'est-à-dire que la grossesse peut avoir une action curative. L'utérus refoulant l'intestin réduit la hernie. Mais les feuillets péritonéaux formant la paroi du sac frottent l'un contre l'autre et il peut arriver qu'ils se soudent complètement ensemble, fermant ainsi l'orifice de la hernie. Mais l'anneau n'est pas rétréci par ce fait, il est toujours relâché, ce qui permettra à une nouvelle hernie de se former et, à côté on aura un kyste herniaire. C'est ce qui s'est passé dans l'observation de Kuhn.

OBSERVATION IX

(Kuhn, *Gazette méd. de Paris*, 1859.)

La femme du sieur T..., agent forestier, demeurant dans une des maisons de garde de la forêt de Haguenau, âgée de quarante-trois ans, lymphatico-nerveuse et mère de cinq enfants, devint enceinte pour la sixième fois vers la fin de janvier 1859. Dans les derniers jours de février, étant à l'église, elle éprouva subitement des accidents hystériformes, surtout caractérisés par des spasmes abdominaux. Ces accidents entraînèrent une défaillance et l'on fut obligé de ramener la malade chez elle en voiture. Durant le moment de la crise, il s'était formé dans l'aine gauche et par l'effet de mouvements spasmodiques une tumeur de la grosseur d'un œuf de poule. La persistance de la tumeur ne laissa bientôt plus de doute à la femme T... sur la nature de son mal.

Elle porta même pendant quelque temps un bandage herniaire, sans que la tumeur fût réduite. Cependant, les spasmes du bassin se reproduisirent fréquemment pendant le cours de la grossesse et parurent toujours avoir leur origine dans la hernie même; mais il n'y eut jamais de symptômes d'étranglement ; seulement, la malade eut constamment à lutter contre des constipations. Elle parvint ainsi au terme de sa grossesse et éprouva les premiers maux dans la nuit du 22 au 23 octobre. Comme les contractions utérines étaient rares, le travail se prolongea, et la délivrance n'eut lieu que dans la journée du 25. Les efforts de parturition n'eurent aucune influence sur la tumeur de l'aine, et tout alla régulièrement jusqu'au 29, quatrième jour des couches. Ce jour-là, s'étant levée un moment et ayant pris froid, la malade ressentit tout aussitôt ses anciennes douleurs abdominales, sans qu'on pût parvenir à les calmer comme par le passé. Au contraire, la tumeur de l'aine gauche était devenue plus grosse dans ce moment, et avait pris un volume au moins double de ce qu'elle avait auparavant ; des vomissements survinrent, le ventre se gonfla et devint douloureux, les évacuations alvines furent complètement arrêtées ; bref, tous les signes d'un étranglement se présentèrent. Ces accidents persistèrent pendant toute la journée du 30. Enfin, on se décida à chercher du secours et on vint m'appeler le jour même à 10 heures du soir. Je partis accompagné de mon fils, étudiant en médecine, et à minuit nous étions rendus auprès de la malade. Celle-ci, bien que fatiguée par les souffrances, n'avait cependant pas le moral très abattu. Le pouls était assez petit et légèrement accéléré, la soif vive, le ventre fortement tendu, tympanisé et douloureux au toucher; dans l'aine gauche, nous trouvâmes une tumeur légèrement oblongue, de la grosseur d'une orange moyenne un peu aplatie. Cette tumeur, très sensible au toucher, donnait un son mat à la percussion. Par son collet, elle était en rapport avec l'anneau inguinal; c'était, par conséquent, une hernie de ce nom. Malgré les lavements déjà employés, aucune évacuation alvine ne put être obtenue; les lochies continuaient à couler; la malade donnait le sein à l'enfant, bien qu'elle n'eût que peu de lait.

J'essayai le taxis à plusieurs reprises, sans pouvoir réussir à faire rentrer la hernie. Je ne jugeai pas à propos de tenter la dilatation de l'anneau inguinal avec le doigt, comme le recommande M. Seutin, parce que la sensibilité des parties était trop grande. Craignant d'augmenter l'irritation de l'anse intestinale par des tentatives de réduction plus prolongées, je proposai l'opération, afin d'éviter les dangers que de plus longs retards, compliqués de l'état puerpéral, pouvaient faire courir à la malade. Ma proposition étant acceptée, nous procédâmes à l'opération séance tenante.

La peau, ainsi que le tissu cellulaire sous-cutané, furent divisés par une seule incision dirigée dans le sens du pli de l'aine, et longue de 10 à 11 centimètres. Une petite artériole qui donna fut immédiatement liée et l'opération continuée. Je saisis ensuite, à l'aide d'une pince fine, la pellicule du sac que j'incisai en dédolant : il s'écoula une quantité assez notable de sérosité limpide (la moitié environ d'un verre à boire), et je crus avoir ouvert le véritable sac herniaire. Mais je n'avais pénétré que dans un kyste contigu au sac, car en portant l'indicateur de la main gauche pour faire le débridement, je ne pus parvenir à engager l'extrémité du doigt entre l'intestin et le bord libre de l'anneau, parce qu'un tissu membraneux recouvrait le tout et faisait dévier le doigt. J'ai dû conclure de là que j'étais en dehors du sac. Il s'agissait donc de continuer cette espèce de dissection fine qui consiste à ouvrir le sac herniaire sans léser l'intestin ; je saisis alors de nouveau la pellicule péritonéale qui recouvrait l'anse de l'intestin, pellicule qu'il fallait supposer plutôt qu'on ne pouvait la distinguer, et je l'incisai de la même manière que la première fois. J'arrivai ainsi dans un second sac qui était le véritable et duquel il s'écoula seulement une petite quantité de sérosité. L'intestin étant entièrement mis à découvert cette fois-ci, je n'éprouvai plus la moindre difficulté pour glisser l'extrémité du doigt sous le bord de l'anneau et pour débrider. Le débridement fut fait directement en haut. L'anse intestinale, longue de 10 à 12 centimètres et presque vide de gaz et de matières alimentaires était assez fortement injectée, sans cependant présenter rien de suspect ou de gangreneux. La réduction fut l'affaire d'un instant. Suture, pansement.

Le 6 décembre, la malade reprend ses occupations.

Voyons maintenant les accidents qui peuvent résulter de la coïncidence de la hernie et de la grossesse. Naturellement, nous aurons, comme dans les hernies ombilicales, aggravation des troubles digestifs communs à chacune de ces deux affections.

Mais ici encore l'accident à craindre, c'est l'étranglement. Berger dit : « Il y a entre l'étranglement et l'état de grossesse une sorte d'incompatibilité. Les faits de ce genre sont exceptionnellement rares. Il est également exceptionnel de voir une hernie s'étrangler peu après l'accouchement. » Malgré la rareté de cet accident, nous en avons trouvé plusieurs dans la littérature. Berger cite lui-même plusieurs observations. Nous en citerons quelques-uns ici en faisant remarquer que, excepté dans le cas de Gaudier, l'étranglement pendant la grossesse s'est produit du premier au cinquième mois, c'est-à-dire tant que l'utérus était encore assez mobile et pouvait laisser passer assez facilement l'intestin au-devant de lui pendant un effort.

OBSERVATION X

(Blandin, *Gazette des Hôpitaux*, Paris 1840.)

Une jeune femme atteinte d'une hernie crurale étranglée est entrée au n° 25, salle Saint-Jean. Cette femme était enceinte, les règles avaient fait leur dernière apparition le 22 mai dernier.

Elle présentait au moment de son entrée à la clinique tous les symptômes de l'étranglement herniaire que nous nous dispenserons d'énumérer ici. Une saignée générale fut pratiquée et, vu la gravité de sa position, on passa outre son état de grossesse, et une application de sangsues fut faite sur la tumeur au risque de voir l'avortement s'effectuer ; en même temps on secondait les effets des évacuations sanguines par des bains entiers et des lavements purgatifs. Cette médication fut suivie d'une amélioration assez marquée. La souffrance fut beaucoup soulagée ; les gardes-robes s'établirent ; la tumeur devint moins douloureuse. Alors, nous pûmes nous assurer que nous avions affaire à une hernie constituée uniquement par l'épiploon, car la tumeur devint flasque ; elle était mamelonnée et élastique. D'autre part, le ballonnement du ventre avait disparu ; nécessairement donc les gaz avaient pu circuler dans l'intestin et par conséquent, il fallait de toute nécessité que le calibre de celui-ci fût libre dans toute sa longueur et ne fût pas compris dans la hernie. D'ailleurs les matières fécales avaient été expulsées en abondance, ce qui n'arrive pas dans les cas où l'intestin est compris dans la hernie.

Après cette amélioration, sur laquelle nous avions fondé quelque espoir de sauver la malade, perte utérine abondante. L'étranglement redevint plus serré. Le ballonnement du ventre se reproduisit plus fort. La peau s'enflamma au niveau de la tumeur, et la région fut le siège d'une tuméfaction énorme. Manifestement, la gangrène s'était emparée des organes herniés, et il devenait urgent de donner issue aux produits auxquels elle avait donné naissance : incision, pas de débridement ni de réduction, la malade avait été opérée le dimanche 9 août. Le lundi, quelques symptômes d'avortement qui a lieu le soir. Puis survint une péritonite intense suivie de mort.

OBSERVATION XI

(Desgranges, cité par Valette, in *Clinique chirurgicale*, 1875.)

Hernie étranglée chez une femme enceinte de trois mois. Catherine T..., âgée de vingt-sept ans, entre à l'Hôtel-Dieu, le 31 juillet 1856 et couchée au n° 84 de la salle Saint-Paul.

Elle est affectée depuis plusieurs années d'une hernie inguinale gauche qui s'est étranglée depuis trois jours.

1er août. — Après avoir épuisé les tentatives de taxis, M. Desgranges pratique l'opération. Les suites de l'opération furent très simples. La cicatrisation a marché très rapidement, car le 9 la plaie ne présente plus qu'un diamètre de 1 à 2 centimètres. La malade se lève et se promène.

Le 13 août. — Quelques coliques accompagnées de pertes utérines se manifestent. Repos au lit, lavement laudanisé; le 15, tout semble arrêté, mais la malade qui paraît bien plus redouter l'accouchement que l'avortement recommence ses imprudences.

Le 18, une nouvelle perte se manifeste, l'avortement a lieu. Cette fausse couche n'a pas de suites graves, la malade se rétablit promptement, elle sort de l'hôpital le 24.

OBSERVATION XII

(Gaudier, *Revue de chirurgie* 1894.)

Mme X..., âgée de quarante ans, entre d'urgence le 11 juin 1894, à 2 heures de l'après-midi dans le service de M. le Dr Dubar avec le diagnostic d'un de nos confrères de la banlieue de Lille : hernie crurale étranglée depuis vingt-quatre heures.

Appelé auprès d'elle immédiatement par l'interne de garde, je constate tout d'abord le volume considérable de son ventre et, l'interrogeant à ce sujet, elle me répond qu'elle est enceinte et qu'elle pense accoucher dans quelques jours de son septième enfant.

Elle se plaint de douleurs à la base de la cuisse gauche et, en portant la main à ce niveau dans le pli formé par la cuisse à demi fléchie et son ventre volumineux presque pendulum, j'y constate la présence en dehors de l'arcade de Fallope d'une petite tumeur marronnée, très tendue, douloureuse, à pédicule s'engageant sous l'arcade crurale, située dans la région classique de la hernie crurale.

Cette tumeur est absolument mate et ne présente aucune

bosselure, mais l'examen en est difficile, car la malade pousse des cris à chaque pression de la main à la surface de sa hernie. Autant qu'on peut en juger par un essai très doux et très superficiel, cette hernie est absolument irréductible.

La malade est secouée par des vomissements qui se succèdent rapidement. Les vomissements, paraît-il, ne datent que de ce matin, et l'étranglement est vieux de vingt-quatre heures.

Elle nous raconte d'une manière pénible et saccadée qu'elle était porteur depuis six ans d'une petite hernie crurale gauche qui ne l'avait jamais fait souffrir. Cette hernie était facilement réductible et ne sortait qu'à l'occasion des grandes fatigues. Jamais elle n'avait été maintenue par un bandage. Au début de sa grossesse, il y a neuf mois à peu près, la hernie ne sortait plus du tout, et la malade heureuse de ce qu'elle croyait une guérison, se livra à des travaux pénibles de savonnage, ne s'occupant plus de son infirmité.

Le dimanche 10 juin, un jour avant son entrée à l'hôpital, en portant à bras tendu un lourd fardeau, elle sentit une vive douleur dans la région crurale gauche et elle constate que sa hernie était sortie de nouveau, mais cette fois plus volumineuse et un peu douloureuse au toucher.

Deux heures après commençaient déjà des accidents généraux : nausées, soif ardente, et des douleurs s'irradiant dans tout le bas ventre.

La nuit fut très mauvaise, la malade ne pouvant fermer l'œil un seul instant, et le matin les vomissements commencèrent, d'abord bilieux puis plus tard fécaloïdes.

Au moment où nous la voyons, existe tout le syndrome caractéristique de l'étranglement herniaire : petite tumeur irréductible, douloureuse ; absence de gaz et de matières, prostration, aspect grippé du visage, petitesse du pouls, vomissements, etc.

Le diagnostic n'était pas douteux; il y avait bien une hernie crurale étranglée.

Restait l'état de grossesse, et je priai mon collègue le Dr Bué, chef de clinique obstétricale, de vouloir bien examiner cette malade. Il reconnut qu'elle était enceinte, à terme, que l'enfant se présentait par le sommet, qu'il était bien vivant, mais qu'il n'y avait pas d'apparence de travail.

Je pratiquai sur l'heure la kélotomie avec l'aide des internes du service.

Pas de suites opératoires.

L'accouchement eut lieu six jours après et sans aucun incident.

Elle sort le 10 juillet parfaitement guérie.

OBSERVATION XIII

(Bonafos, in thèse de Massot, Paris, 1873.)

Je fus appelé à la campagne auprès d'une malade portant une hernie crurale étranglée depuis quarante-huit heures et enceinte de cinq mois. Les extrémités étaient froides, vomissements fréquents. Le taxis fut pratiqué, mais sans succès. L'opération fut alors jugée nécessaire et pratiquée aussitôt. La malade guérit sans accident. Deux mois après, un avortement eut lieu. L'enfant ne vécut que deux heures environ.

OBSERVATION XIV

(John Paul, *Gazette méd. de Paris,* 1837.)

Mme R..., âgée de trente-cinq ans, mère de cinq enfants et enceinte de trois mois, a été saisie le 16 août 1836 de symptômes d'étranglement; elle portait une hernie crurale droite depuis deux ans et demi. Sa tumeur s'était déclarée à l'occasion des efforts pour vomir pendant la grossesse précédente. Depuis lors, la femme avait toujours accusé une douleur dans le dos qu'elle attribuait aux tiraillements produits par la tumeur. Elle était habituellement constipée. Devenue enceinte pour la sixième fois, les efforts pour vomir ont rendu la tumeur d'abord tendue, volumineuse, sensible au toucher; ensuite, les symptômes de l'étranglement se sont déclarés. On jugea inutile d'essayer le taxis, la tumeur étant habituellement irréductible (lavements purgatifs poussés le plus loin possible à l'aide d'une sonde de gomme élastique, pas de selles; bains tièdes; pas de soulagement). La femme continue à offrir des vomissements stercoraux; pouls fréquent et petit. L'opération est jugée indispensable. Elle est pratiquée par M. Paul.

A l'ouverture du sac, on trouve un paquet d'intestins entourés d'épiploon et étranglé comme par une corde; cet épiploon était entièrement dépourvu de graisse; les intestins adhéraient au sac depuis peu. L'étranglement épiploïque ayant été divisé, la réduction des intestins a été opérée, les bords de la plaie furent rapprochés et réunis à l'aide de points de suture; les symptômes se sont dissipés; les selles se sont rétablies. La malade guérit sans aucun accident et accouche à terme heureusement six mois plus tard.

OBSERVATION XV

(Thomas, de Tours, *Gazette des hôpitaux*, Paris, 1872.)

Le 3 mai dernier, je fus mandé par M. Vincent, médecin à Azay-sur-Cher (Indre-et-Loire), pour voir une de ses clientes atteinte d'étranglement herniaire. Cette femme, âgée de vingt-huit ans, d'une bonne constitution, mariée et mère d'un enfant de huit ans, portait, depuis plusieurs années, une hernie crurale droite qui n'avait jamais été maintenue par un bandage et se réduisait complètement. La veille au matin, à la suite d'un effort, la hernie s'échappa brusquement et toutes les tentatives de la malade pour la réduire furent infructueuses. Dans la journée, la tumeur devint douloureuse et des vomissements apparurent. Le médecin fit dans la soirée à diverses reprises et sans succès, des tentatives de taxis. Pendant la nuit, les accidents persistèrent et le lendemain matin, après de nouvelles et inutiles tentatives de réduction, je fus mandé pour pratiquer l'opération.

Je vis cette femme à 5 heures, trente-six heures à peine après le début des accidents : tumeur herniaire petite, dure, marronnée et tous les efforts de réduction inutiles; vomissements bilieux en ma présence; ventre peu douloureux, pouls bon, traits non altérés.

Bien convaincu que les tentatives de taxis pratiquées le lendemain ne seraient pas couronnées de plus de succès; je résolus de ne pas différer l'opération et je la pratiquai séance tenante. Elle fut très simple.

La hernie était formée par une anse intestinale et une très petite quantité d'épiploon sans la moindre trace d'altération. Je réunis la plaie qui présentait à peine 4 centimètres d'étendue et je quittai la malade croyant à la réussite d'une opération pratiquée dans des conditions aussi favorables.

Le 8 mai, cinq jours après l'opération, on vint me prier de voir cette femme qui éprouvait, me disait-on, de très vives douleurs dans l'abdomen. Lorsque dans l'après-midi j'arrivai près de cette malade, elle était calme; les souffrances avaient disparu : elle venait de faire une fausse couche de deux mois et demi.

J'ignorais cette grossesse au moment de l'opération et je n'avais pas songé, je l'avoue, à interroger cette femme sur ce point. Depuis la naissance de sa fille âgée de huit ans, elle n'avait pas été enceinte.

La plaie de l'opération était complètement cicatrisée dans son tiers supérieur; les bords en étaient rouges et tuméfiés sans trace d'érysipèle. J'appris alors qu'après l'opération les vomissements avaient continué à de rares intervalles pendant la nuit, puis avaient disparu.

Trois jours après, mort. Quelques heures après la précédente visite, les accidents avaient reparu et avaient persisté jusqu'à la mort.

OBSERVATION XVI

(Herrgott, *in* Perrichot, *ibidem.*)

C. J..., trente-six ans, entre à la clinique chirurgicale le 14 mars 1866. Mère de plusieurs enfants et enceinte de trois mois, elle avait une hernie crurale droite étranglée. Les tentatives de réduction par le taxis furent inutiles. On opéra le même soir; quelques difficultés pour le débridement. Après l'opération, purgatifs, quatre selles. Pas de fièvre. La malade se leva le 22 mars vers le quinzième jour. Accouchement à terme. La malade va très bien ainsi que son enfant.

OBSERVATION XVII

(Rigaud, *in* Perrichot, *ibidem.)*

Mme V..., de Strasbourg, trente-six ans, ménagère entre à l'hôpital le 23 novembre 1868. Enceinte de cinq mois, a eu une grossesse antérieure suivie d'avortement. Depuis un an, hernie à gauche. La malade portait un bandage, mais l'enlevait de temps en temps. La hernie se réduisait facilement.

Depuis la veille, impossibilité de la réduction. Vomissements tout le jour. Pas de selles. Ventre assez volumineux, matrice à peu près à l'ombilic. A l'aine gauche, tumeur de la grosseur d'un œuf de poule, siégeant au-dessous de l'arcade de Fallope. Impossible de la réduire. Diagnostic : hernie crurale gauche étranglée. M. le professeur Rigaud procède immédiatement à la kélotomie.

Pansement.

La malade sort guérie vers le milieu de décembre.

OBSERVATION XVIII

(Fischer, *Deutsche med. Wochenschrift*, 1898, n° 9.)
Traduction.

Pendant l'été de 1866, au moment de la guerre, une jeune femme de dix-huit ans, fut transportée de la station de choléra de la Charité à la station extérieure. Elle avait été diagnostiquée cholérique pendant la nuit. A la visite du matin, on reconnut l'étranglement d'une hernie crurale de la grosseur d'un œuf de pigeon fortement tendue et que la malade n'avait jamais encore remarquée. Elle était au quatrième mois d'une grossesse qu'elle dissimulait. L'étranglement s'était produit vingt-quatre heures auparavant, alors qu'elle soulevait un lourd fardeau. Les vomissements violents, mais non stercoraux, l'état grave de la malade en collapsus (voix rauque, extrémités froides, pouls fréquent et petit) avaient rendu possible à un examen superficiel le diagnostic de choléra, surtout à l'apogée de l'épidémie. A l'opération, l'intestin apparut bleu foncé, mais lisse et brillant. Après l'opération, se produisirent des vomissements, puis l'avortement, puis se déclara une péritonite infectieuse fatale. A l'autopsie, on ne remarqua rien de particulier.

Tous ces cas sont des cas de hernies étranglées pendant la grossesse. Des deux cas qui vont suivre, l'un, l'observation XIX, s'est produit pendant l'accouchement; l'autre, observation XX, peu après l'accouchement.

OBSERVATION XIX

(Fischer, *ibidem.* — Traduction.)

Une femme de vingt-quatre ans s'était faite, trois ans avant son mariage, une petite hernie crurale qui était maintenue par un bon bandage. Pendant la grossesse la hernie disparut complètement. Pendant l'accouchement, qui fut long et laborieux, cette hernie sortit avec violence et la sage-femme ne put la réduire; deux heures après l'accouchement, le taxis réussit sous anesthésie au chloroforme.

OBSERVATION XX

(Kidd, *the Lancet*, 1893, traduction.)

Mrs L., femme d'un fermier, âgée de quarante et un ans. Elle a eu dix enfants, le dernier il y a quatre ans. Son père a une énorme hernie scrotale. Les autres antécédents familiaux sont bons. Elle a toujours été en bonne santé. Mais, il y a huit ans, elle a contracté accidentellement une petite hernie crurale droite. Elle était facilement réductible et sortait tout au plus une ou deux fois par an. Elle n'y prit jamais garde. La dernière descente remonte à dix mois. Le lundi 23 février, j'étais envoyé pour la voir : elle me raconta son histoire de la façon suivante :

Elle avait accouché naturellement le jeudi 18 février ; mais elle avait perdu tous les jours une notable quantité de sang. Selles samedi et dimanche. Lundi, sixième jour des couches, elle se leva dans l'après-midi et voulut aller à la selle. Immédiatement, elle éprouva des douleurs aiguës dans l'abdomen et des vomissements. Pas de selle, et elle se remit au lit avec difficulté. Les vomissements et les douleurs continuèrent tout l'après-midi et elle perdait de temps en temps d'assez grandes quantités de sang. A l'examen, je la trouvai pâle et abattue, pouls très faible, au-dessous de 100. Elle se plaignait de douleurs abdominales intenses et d'envies de vomir toutes les quelques minutes. Sa chemise était pleine de sang. Ce sang sortait à chaque vomissement. Tout d'abord, ces symptômes étaient embarrassants, car elle n'avait pas fait mention de sa hernie, n'y voyant aucune relation avec son état, et ce n'est qu'à l'examen qu'apparut la véritable cause. La tumeur occupait le lieu habituel des hernies crurales droites, tendue, douloureuse et complètement irréductible. Elle raconta alors que sa hernie était descendue en essayant d'aller à la selle. Après le taxis, je décidai de lui donner de l'opium et de l'ergot, pour la nuit. A 3 heures du matin, on vint me prévenir qu'elle vomissait toutes les trois minutes et qu'elle était inondée de sang. Il fallait faire quelque chose : administration de morphine. Le jeudi 25 (septième jour après le travail et dix-neuvième heure après l'étranglement), je procédai à la herniotomie, la femme étant évidemment dans de mauvaises conditions, les symptômes, quoique récents, étant très aigus. Pas de vomissements stercoraux. Chloroformisation par mon confrère Rahard Wood. Pas d'accidents opératoires.

Elle s'est levée le 9 mars et est sortie guérie complètement le 17.

CHAPITRE IV

COMPLICATIONS DES HERNIES DE LA GROSSESSE

Les hernies coïncidant avec la grossesse peuvent présenter quelques complications que nous voulons signaler ici.

D'abord, il peut se faire que les annexes de l'utérus soient passés dans le sac herniaire. Quelles sont donc les relations des hernies des annexes avec la grossesse?

La grossesse peut-elle être cause d'une hernie de l'ovaire. Berger dit que les hernies acquises de l'ovaire sont manifestement favorisées par l'existence antérieure de grossesses. Cela serait dû à la mobilité excessive que présente cet organe chez les femmes qui ont eu des enfants.

Mais une hernie de l'ovaire déjà existante peut être compliquée de grossesse. Dans ce cas, il y aura les accidents ordinaires des hernies des annexes et, en outre, il pourra y avoir déplacement de l'utérus consécutif au glissement de l'ovaire, si bien même que l'utérus peut être entraîné par l'ovaire dans le sac herniaire.

Ceci nous amène à parler des hernies de l'utérus et

d'abord il faut faire remarquer qu'il est difficile d'expliquer ces hernies hors l'état de grossesse à moins d'une disposition congénitale. L'utérus à l'état de vacuité est, en effet situé trop bas pour pouvoir franchir un anneau herniaire.

Un utérus hernié peut-il devenir gravide? M. Jaboulay cite deux observations : l'une de Scanzoni, d'une femme qui eut après un accouchement une hernie vaginale gauche par effort ; elle contenait l'ovaire et l'utétérus. Elle eut deux grossesses intraherniaires qui se terminèrent par l'avortement l'une à deux mois, l'autre à cinq mois. L'autre de de Geney, rapportée par Puech : « Une jeune fille de la noblesse portait à l'aine droite une tumeur qui en trois mois était devenue de la grosseur d'un pain de 1 livre. Son amant la conduisit chez de Geney. Celui-ci incisa les téguments et tomba sur une poche animée de battements ; il l'ouvrit et vit sortir un *demi-septié* d'eau claire, puis un fœtus long d'un demi-pied. Le placenta adhérait à l'anneau inguinal.

L'utérus gravide peut-il faire hernie ? A ce sujet on trouve peu de chose dans la littérature. Le cas des hernies de l'utérus gravide sont, en effet, très rares. On trouve cependant à ce sujet deux monographies : celle de Eisenhart sur les hernies ombilicales et celle de Samuel Adams sur les différentes formes d'hystérocèles.

Les plus fréquentes sont les hernies inguinales au nombre de huit.

I. Nicolas Pol, 1531. — Femme enceinte pour la dixième fois. Opération césarienne à terme. Mort de la mère le troisième jour. L'enfant vécut un an et demi.

II. Sennert, 1610. — Opération césarienne à terme, la mère succombe à une syncope le vingt-cinquième jour des couches. L'enfant vécut neuf ans.

III. Saxtorph, 1820. — Femme de quarante-neuf ans, enceinte pour la cinquième fois. Utérus gravide dans un sac de hernie inguinale ancienne. Accouchement spontané au septième mois d'un enfant mort. Suite de couches normales.

IV. Ledesma, 1840. — Femme de vingt-quatre ans sixième grossesse, hernie inguinale gauche, au troisième mois de la septième grossesse, douleurs dans l'anus, augmentation progressive de la hernie. Vers la fin du huitième mois, début des douleurs. Hystérotomie. L'enfant succomba peu après la naissance, la mère fut sauvée.

V. Théophile Fischer, 1842. — Femme de quarante-six ans ; hernie inguinale droite ancienne qui avait gêné considérablement la malade pendant sept grossesses antérieures ; au sixième mois de la huitième hernie de l'utérus dans le sac inguinal. Au huitième mois, douleurs expulsives, opération césarienne. La mère succomba le lendemain, l'enfant vécut.

VI. Rektorzik 1860. — Femme de trente-deux ans, sixième grossesse ; hernie inguinale droite de l'utérus unicorne qui se développe peu à peu, l'ovaire se trouvait également dans le sac. Opération césarienne. Mort de la mère par péritonite. L'enfant est sauvé.

VII. Scanzoni 1869. — Femme petite, anémique, réglée pour la première fois à vingt-un ans. Deux grossesses antérieures et une fausse couche à trente ans. Hernie inguinale gauche contenant l'utérus, avortement provoqué au cinquième mois. Guérison de la mère.

VIII. Winckel 1884. — Femme de vingt-six ans ; une fausse couche et six grossesses antérieures ; hernie inguinale droite ancienne ; chute de l'utérus dans le sac au troisième mois de la grossesse. Au cinquième mois, on constate la mort de l'enfant ; rupture des membranes qui ne détermine aucun commencement de travail. Laparotomie, opération de Porro. Guérison de la mère.

Comme hernies crurales avec utérus gravide on ne relève aucun cas authentique dans la science. On trouve quatre cas de hernies ombilicales :

I. Léotaud 1859. — Négresse présentant une hernie ombilicale, sessile qui mesurait 62 centimètres dans la plus grande circonférence. La ligne blanche était intacte. La tumeur contenait un fœtus âgé de huit mois. La réduction fut facile. Accouchement à terme.

II. Murray 1860. — Femme âgée de trente ans, mère de trois enfants. Légère hémorragie ombilicale au huitième mois et production d'une tumeur dans laquelle on sentait des parties fœtales. La ligne blanche était intacte et l'anneau ombilical conservé, mais extensible. Réduction assez facile et délivrance normale.

III. Olliver 1867. — Hernie ombilicale ancienne. Le premier accouchement se fit sans difficulté ; le second fut suivi d'une délivrance périlleuse parce que le fond de l'utérus pénétra dans le sac herniaire avec le placenta. La réduction fut assez pénible, la délivrance fut ensuite facile.

IV. Hagner 1889. — Deux accouchements antérieurs ; au cours du troisième pendant la première période de travail ; hernie de l'utérus dans le sac ombilical, travail ralenti ; application de forceps, puis réduction facile de l'utérus.

Ces différents cas sont cités par Vinay et par Conrad Brunner. Vinay donne comme étiologie de ces hernies les adhérences anciennes du péritoine avec l'utérus. Il ajoute : « Comme causes prédisposantes il faut citer les grossesses répétées.

4	dans	l'observation de	Saxtor
6	—	—	Ledesma
8	—	—	Winckel
9	—	—	Pol.

Vinay fait remarquer en outre que dans les formes inguinales la production de la hernie est ordinairement antérieure à la fécondation ; tandis que dans les hernies ombilicales, la production de l'hystérocèle est plus tardive et parfois ne survient qu'au moment du travail.

Dans les hernies inguinales de l'utérus gravide, si la grossesse vient à terme, il faudra presque toujours avoir recours à l'opération césarienne. Les hernies ombilicales sont moins graves. En général, la réduction de l'utérus est assez facile et la délivrance redevient normale.

Une autre complication des hernies de la grossesse est la possibilité d'une présentation vicieuse causée par la hernie. Nous citerons l'observation suivante :

OBSERVATION XXI (inédite).

(Communiqué par M. le professeur Fochier).

Mme X..., nonipare, très obèse, présente depuis six ans et depuis ses trois dernières grossesses une hernie ombilicale. Cette hernie a atteint la proportion de deux poings. La réduction la ramène au volume d'un poing. La paroi abdominale est tellement épaisse, l'utérus échappe tellement à l'exploration qu'il est impossible de faire un diagnostic par le palper. Le travail se déclare, la dilatation dure douze heures avec des douleurs irrégulières comme au précédent accouchement et, lorsque la présentation devient attingible, M. Fochier constate une présentation du front qui persiste et l'accouchement se termine par une application de forceps relativement simple par suite de l'amplitude du bassin et d'une ancienne déchirure du périnée. Dans ce cas, il semble que la bride épiploïque adhérente ait déformé l'utérus ou simplement refoulé le dos du fœtus, de façon à amener une déflexion de la tête qui n'est pas allée jusqu'à la présentation de la face.

Une complication des hernies étranglées doit être signalée ici : c'est l'avortement. Dans plusieurs des observations que nous avons citées, nous avons vu en effet cet avortement se produire. A quoi est-il dû ? En général, c'est à l'infection utérine qu'il faut l'attribuer.

Dans tous ces cas d'avortement la péritonite est signalée. Depuis les travaux faits sur l'appendicite et la grossesse, on sait que les infections intestinales peuvent avoir une action sur l'utérus et que, si cette infection ne provoque pas à coup sûr l'avortement, c'est du moins le cas le plus fréquent. Bapteste sur cinquante et un cas de grossesse compliquée d'appendicite, a relevé seulement vingt-six enfants vivants ou inscrits avec la mention, la grossesse suit son cours. Il ajoute : « Pour expliquer cet avortement, on ne peut qu'invoquer l'infection, qu'elle ait lieu par contiguïté ou continuité, qu'elle suive la voie sanguine ou la voie lymphatique. »

Bouillier dit aussi que l'appendicite survenue pendant la grossesse interrompt le plus souvent celle-ci et menace aussi bien l'existence du fœtus que celle de la mère. Souvent, en effet, les fœtus viables étaient expulsés morts ou mouraient souvent quelques jours après de septicémie. Dans une observation de Bouillier, l'ensemencement pratiqué a donné des cultures pures de coli-bacilles, ce qui démontre l'infection *in utero*.

Nous pouvons rapprocher ce qui se passe dans l'étranglement herniaire de ce qui se passe dans l'appendicite. Dans cette dernière, les auteurs ont surtout incriminé la constipation. Ici, il y a plus, il y a rétention du contenu de l'intestin. Une péritonite herniaire peut se déclarer qui peut, soit par la voie sanguine, soit par la voie lymphatique retentir sur l'utérus. Donc dans l'étranglement herniaire, il faut craindre non seulement la péritonite généralisée, mais même une infection assez légère du sac herniaire qui peut avoir comme conséquence l'avortement et la mort du fœtus.

CHAPITRE V

CONDUITE A TENIR DANS LES GROSSESSES COMPLIQUÉES DE HERNIES ET DANS L'ÉTRANGLEMENT

Hernies non étranglées. — Que devons-nous conseiller à une femme atteinte de hernie ombilicale compliquée de grossessse ?

Quels sont d'abord les différents traitements que l'on a proposés ?

Tarnier dit : « Quand il existe une hernie ombilicale chez une femme enceinte, on doit lui faire porter une ceinture abdominale avec large pelote contentive. Pendant l'accouchement on veillera à ce que cette pelote ne se déplace pas et, au besoin, on maintiendra la hernie avec la main. »

Fischer dit : « Dans les petites hernies ombilicales des femmes enceintes, l'application de bandes d'emplâtre, comme on en met aux enfants, a bien réussi lorsque les femmes portaient on outre une bonne ceinture ; dans les grossesses je fais coucher la malade le plus longtemps possible et, pour circuler, je maintiens la hernie avec une ceinture munie d'une pelote. »

Il faut mettre en garde les femmes contre le conseil qu'on pourrait leur donner de porter un bandage à ressort. Nous citerons à ce sujet l'observation suivante :

OBSERVATION XXII (Inédite).

(Communiquée par M. le professeur Fochier).

Mme X..., trente ans, sixième grossesse, présente depuis la troisième une hernie ombilicale volumineuse qu'elle maintient d'abord avec une sangle, puis, obsédée par le souvenir de la mort de sa mère qui avait succombé à un étranglement herniaire, elle était arrivée à se faire faire des bandages à ressorts puissants retenus par des bretelles et reliés à une ceinture pelvienne. A la cinquième grossesse, étant dans le Midi, elle eut un accouchement très difficile qui se termina par une version au bout de trente-six heures de douleurs avec un enfant mort. Suites de couches compliquées. Vers le sixième mois de la sixième grossesse, elle vient consulter M. Fochier, et il constate que l'ombilic est déprimé fortement par le ressort et que l'utérus se développe tout entier dans une poche sous-ombilicale. Malgré les objurgations et les explications de M. Fochier, la malade ne renonce pas à son bandage et elle revient au huitième mois se fixer à Lyon pour son accouchement. Elle a toujours un bandage et l'utérus propendens est tout entier au-dessous. La hernie n'était pas réduite, puisqu'elle renfermait une portion d'épiploon adhérent. Elle consentit cependant alors à supprimer le bandage. Lors de l'accouchement, la présentation resta longtemps inattingible, et ce ne fut qu'au bout de trois heures de douleurs, la dilatation ayant progressé, que la présentation devint attingible, la malade étant maintenue au lit. L'utérus étant fortement relevé à chaque contraction, la tête s'engagea et l'accouchement devint normal.

Lucas Championnière, sans parler spécialement des rapports de la hernie avec la grossesse, dit que les hernies ombilicales doivent toujours être opérées, et que cette règle ne souffre aucune objection, cela parce que ces hernies ont toujours tendance à augmenter. De plus, si on attend que la hernie soit grosse, la récidive est menaçante.

Il est certain que la façon de voir de Lucas Championnière est excellente pour les hernies non compliquées de grossesse. Mais, dans le cas de grossesse, bien que des opérations chirurgicales se fassent tous les jours dans cet état, peut-être ne faut-il pas aller jusque-là. On peut pour celà attendre la fin de la grossesse. L'indication est plutôt de contenir le plus possible la hernie pour l'empêcher d'augmenter. C'est là la raison du port d'une ceinture. Mais, comme très souvent ces ceintures sont insuffisantes, il faut conseiller, avec Fischer, de laisser la femme couchée le plus longtemps possible, et surtout proscrire tout bandage à ressort.

Pendant l'accouchement on maintiendra le plus possible la hernie pour prévenir l'étranglement. Fischer donne comme une des causes de rareté de l'étranglement que, souvent, des sages-femmes habiles ont contenu la hernie et ont empêché cette complication. De plus, comme le conseille Auvard, on abrègera l'accouchement par le chloroforme, forceps, extraction manuelle.

Pour les hernies inguinales et crurales, souvent il n'y aura rien à faire pendant la grossesse, puisque le plus souvent la hernie disparaît. Quand la hernie persiste, il y aurait ici plus de raison à conseiller l'opération : l'utérus peut, par le refoulement en haut des intestins, exercer un certain tiraillement sur l'anse adhérente. Mais, le plus souvent, les malades se refuseront à cette opération. L'indication de la contention de la hernie s'imposera donc. Mais quel bandage employer ?

Fischer dit : « Malheureusement le port d'un bandage est difficile chez les femmes enceintes. Elles le quittent bientôt, même si les intestins sortent. De plus, il est difficile de trouver un bandage s'adaptant parfaitsment au contour de l'abdomen qui grossit et change de forme. Le bandage allemand dans toutes ses modifications se déplace trop facilement. Il gêne et presse la femme quand il serre bien. Je fais, dans ces cas, porter le bandage anglais. Il maintient bien la hernie, ne se déplace pas pendant les mouvements de la femme, surtout dans les positions debout et couchée et, n'entourant pas l'abdomen, ne gêne pas la marche. »

C'est donc au bandage anglais que nous aurons recours dans ces cas.

Hernies étranglées. — Taxis. Le taxis a été essayé dans plusieurs de nos observations, mais il ne semble pas qu'il ait eu un résultat favorable. D'abord, c'est un retard puisque toujours, excepté dans un cas, celui de Fischer, il a fallu quand même recourir à l'opération. De plus, il contusionne l'intestin, peut favoriser la propagation de l'infection qui souvent nous l'avons vu aboutit à l'avortement.

Opération. — L'opération doit toujours être conseillée dans un cas de hernie étranglée pendant la grossesse. Tous les auteurs sont d'accord à l'heure actuelle pour reconnaître que la grossesse n'est pas une contre-indication à l'opération sanglante. Naturellement dans ces cas il faudra redoubler de précautions.

Massot cite sept cas de hernies étranglées dont six ont nécessité une intervention sanglante. L'avortement n'eut lieu qu'une fois. Et dans ce cas, qui est l'observation de Thomas que nous avons rapportée, il y eut péritonite ; cette péritonite a pu avoir deux causes : ou bien avant l'opération l'intestin était déjà très malade et une péritonite herniaire existait déjà, qui s'est ensuite généralisée, ou bien la péritonite a été une conséquence de l'opération qui n'aurait pas été exécutée avec toutes les précautions antiseptiques nécessaires.

Nous citerons une observation qui prouve bien que le traumatisme de la région abdominale peut être sans action sur la grossesse.

OBSERVATION XXIII

(Arlaud, *Annales de Gynécologie*, 1876.)

En 1856, une femme de quarante ans, robuste, enceinte de huit mois et demi était occupée à couper, à l'aide d'une faucille tenue de la main droite, l'herbe qui poussait sur un talus de 2 mètres formant berge ou muraille et incliné notablement ; la nuit commençait à se faire, l'orage était menaçant ; la blessée explique en quelques mots très clairs ce qu'il advint : « J'étais pressée, j'avais un peu peur du tonnerre, je fauchais avec précipitation pour compléter un fagot d'herbes, j'étais inclinée en avant, la jambe droite tendue, la jambe gauche fléchie et prenant appui sur le bas du talus. Le pied m'a manqué, le coup de faucille que je portais de droite à gauche dépassa son effet et je me sentis piquée au ventre. Je ressentis une vive douleur ; du sang coulait. Je relevai un de mes jupons que je roulai en corde autour de mon corps et je rentrai. Mon mari m'ayant examiné me dit que le sang était arrêté, mais que j'avais une grappe ou quelque chose de rouge qui pendait au côté de mon ventre. »

Plaie située dans l'hypocondre gauche, elle n'avait pas plus de 3 centimètres et était transversalement dirigée. Une masse épiploïque légèrement turgide du volume d'un œuf de poule était sortie par la plaie et présentait un pédicule de forme ovalaire. C'était une portion d'épiploon.

Quelques tentatives de réduction avaient été faites sans succès au moment de l'accident et le lendemain. Je plaçai la malade en décubitus dorsal avec légère inclinaison vers le côté droit. Je comprimai la masse herniée entre mes doigts pour la rendre exsangue comme j'aurais pu le faire pour réduire un paraphimosis. Les manœuvres de réduction furent douces, lentes, soutenues. Je fis prendre à la malade des positions variées. Efforts sans succès. Angoisse, nausées, il fallait prendre un parti décisif. L'urgence d'un débridement n'était pas à discuter malgré l'état avancé de la grossesse.

Opération. — Pas d'accidents consécutifs. Accouchement normal vingt jours après la blessure.

Il est certain qu'il faut absolument rejeter l'avortement provoqué préconisé par d'anciens auteurs. Il n'a aucune action sur l'étranglement ; de plus, pourquoi provoquer l'accouchement, risquer la mort de l'enfant, quand la herniotomie nous donne aujourd'hui presque toutes les garanties nécessaires et pour la mère et pour le fœtus.

Bien au contraire la herniotomie ne doit pas être

retardée. Il faut l'entreprendre le plus tôt possible avant que l'intestin n'ait eu le temps de se détériorer. On évitera ainsi l'infection se propageant à l'utérus et pouvant provoquer l'avortement.

Seulement l'asepsie devra être parfaite pour qu'il n'y ait pas d'infection secondaire à l'opération elle-même. On suivra aussi le conseil de Fischer qui dit : « L'expérience a montré que la herniotomie pouvait être plus dangereuse que d'ordinaire tout de suite après l'accouchement qui épuise la malade, par l'apparition d'un schok de nature menaçante, de même pendant la grossesse à cause de l'avortement. Il faut opérer les femmes enceintes non dans l'anesthésie complète, mais dans la période que Schleich appelle anesthésie d'infiltration, pour éviter les dangers de l'avortement en évitant les vomissements.

CONCLUSIONS

I. C'est sur la ligne blanche que porte exclusivement l'extension de la couche musculo-aponévrotique de l'abdomen. Mais il n'est pas nécessaire que l'anneau ombilical soit dilaté.

On a dit que le tissu graisseux était absorbé pendant la grossesse : cela serait à vérifier.

II. Dans l'étiologie des hernies ombilicales, on remarque comme causes importantes la grossesse et l'embonpoint. Les hernies ombilicales peuvent s'étrangler. Il semble que, dans les cas de hernies ombilicales, il y ait une faiblesse congénitale de l'anneau. De plus, l'amaigrissement des femmes enceintes empêcherait l'amorce de la hernie ombilicale.

III. La grossesse peut dans une certaine mesure être la cause de hernies inguinales ou crurales. En général, ces hernies disparaissent pendant la grossesse, mais elles peuvent persister si l'intestin est adhérent.

Elles peuvent s'étrangler soit pendant la grossesse, pendant ou après l'accouchement.

IV. La hernie de l'utérus gravide est rare.

Les hernies inguinales de l'utérus gravide causent l'avortement ou, si elles arrivent à terme, on est obligé de recourir à l'opération césarienne.

On ne trouve cité dans la science aucun cas de hernie crurale de l'utérus gravide.

La hernie ombilicale de l'utérus gravide est facilement réductible et, après réduction, l'accouchement se fait normalement.

Dans certains cas, on peut avoir une présentation vicieuse à la suite d'une hernie ombilicale.

Les infections intestinales de l'étranglement peuvent provoquer l'avortement et la mort du fœtus.

V. Dans les hernies ombilicales compliquées de grossesse, il faut faire porter une ceinture abdominale avec pelote et, de plus, laisser la malade couchée le plus longtemps possible.

Dans les hernies inguinales et crurales, conseiller le bandage anglais.

Le taxis dans les cas d'étranglement doit être rejeté ainsi que l'accouchement prématuré.

La herniotomie doit être faite avec redoublement de précautions et le plus tôt possible pour éviter l'infection du péritoine qui peut avoir les plus fâcheuses conséquences.

BIBLIOTHÈQUE NATIONALE R.F. IMPRIMÉS

BIBLIOGRAPHIE

AUVARD, Traité d'accouchements.

ARNISON, Bulletin général de thérapeutique, 1870, t. LXXVIII.

ARLAUD, Annales de gynécologie, 1876, t. V.

BAPTESTE, th. de Lyon, 1899.

BÉREND, Berliner med. Zeitung, 1852.

BERGER, Traité de chirurgie de S. Duplay et Reclus.

BLANDIN, Gazette des hôpitaux, Paris, 1840.

BOUILLIER, th. de Lyon, 1897.

BUDIN, Semaine médicale, 1893.

COHNSTEIN, Volkmanns-Sammlung, n° 59.

DEMEAUX, Annales de chirurgie, t. IX.

EISENHART, Inaug. dissert. Leipzig, 1885.

CONRAD-BRUNNER, Beiträge für klin. Chir., t. IV.

FISCHER, Deutsche med. Wochenschrift, 1898; n° 9.

GAUDIER, Revue de chirurgie, Paris, 1894.

GLÉNARD, Lyon médical, 1876.

GOTTSCHED. Inaug. dissert. Königsberg, 1869.

JABOULAY, Traité de chirurgie de le Dentu et Delbet,

JOBERT DE LAMBALLE, Chirurgie des intestins.

JOLLIVET, Bulletin de la soc. anat., Paris, 1865.

KRÜKENBERG, Archiv. für Gynäkologie, 1888.

KUHN, Gazette médicale de Paris, 1859.

LÉOPOLD, Archiv. für Gynäkologie, 1879.

LUCAS CHAMPIONNIÈRE, Annales de gynécologie, 1894.

MALGAIGNE, Leçons sur les hernies.

MAURICEAU, Les maladies des femmes grosses et accouchées, chap. XV,

MASSOT, th. de Paris, 1873.
MÉGRAT, Annales de gynécologie, 1883.
PAUL (JOHN), Gazette méd. de Paris, 1837.
PERRICHOT, th. de Strasbourg, 1869.
SCHMITT (B), Zeitschrift f. med. Gebùrt ù. Chir. Leipzig, 1867.
SKRIVAN, Zeitschrift d. K. Gesellschaft d. Arzte, Vienne, 1851.
SIEBOLD, J. f. d. Chir. Gebùrtsh. und Gerichtl. Arznk Iena, 1797.
TARNIER ET BUDIN, Traité des accouchements.
THOMAS, Gazette des hôpitaux, 1872.
TILLAUX, Traité d'anatomie topographique.
ULMER, Med. Cor. Bl. d. würtemb ärztlich Ver. Stuttgard, 1860.
VINAY, Traité des maladies de la grossesse.
WERNER, Zeitschrift f. Wùndärzte und Gebürtsh. Stuttgard, 1859.
WEYDÜNG, Mitth. der badisch. ärztl. Verein, Karlsruhe, 1856.

BIBLIOTHÈQUE NATIONALE R.F. IMPRIMÉS

TABLE DES MATIÈRES

BIBLIOTHÈQUE NATIONALE R.F. IMPRIMÉS

Lyon. — Imp. A. REY et Cie, rue Gentil, 4. — 30085.

www.ingramcontent.com/pod-product-compliance
Lightning Source LLC
LaVergne TN
LVHW021524140926
848035LV00047B/1190
9782019646943